BEI GRIN MACHT SICH IHR
WISSEN BEZAHLT

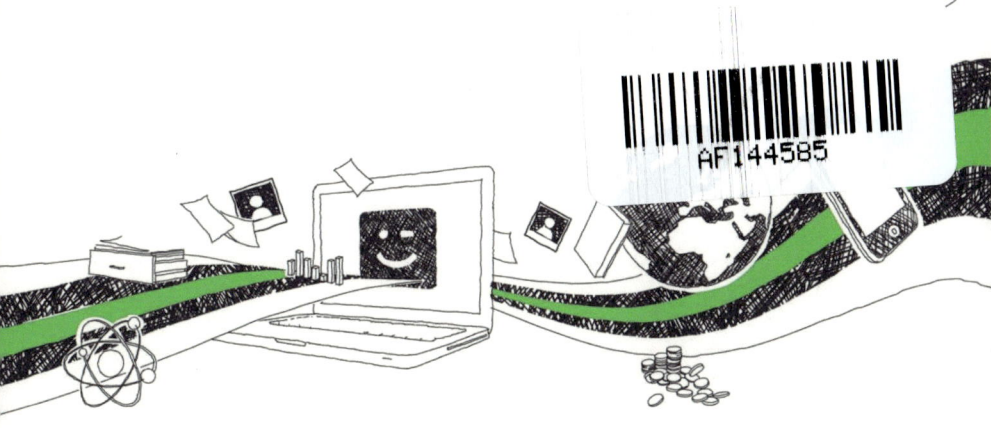

Christian Girbardt

Demographische Prozesse in Deutschland und ihre Auswirkungen auf die Medizin

GRIN Verlag

Bibliografische Information der Deutschen Nationalbibliothek:

Die Deutsche Bibliothek verzeichnet diese Publikation in der Deutschen National-
bibliografie; detaillierte bibliografische Daten sind im Internet über http://dnb.d-
nb.de/ abrufbar.

Impressum:

Copyright © 2003 GRIN Verlag GmbH
Druck und Bindung: Books on Demand GmbH, Norderstedt Germany
ISBN: 978-3-638-75780-5

Dieses Buch bei GRIN:

http://www.grin.com/de/e-book/12712/demographische-prozesse-in-deutschland-
und-ihre-auswirkungen-auf-die-medizin

GRIN - Your knowledge has value

Der GRIN Verlag publiziert seit 1998 wissenschaftliche Arbeiten von Studenten, Hochschullehrern und anderen Akademikern als eBook und gedrucktes Buch. Die Verlagswebsite www.grin.com ist die ideale Plattform zur Veröffentlichung von Hausarbeiten, Abschlussarbeiten, wissenschaftlichen Aufsätzen, Dissertationen und Fachbüchern.

Besuchen Sie uns im Internet:

http://www.grin.com/

http://www.facebook.com/grincom

http://www.twitter.com/grin_com

Universität Leipzig

Medizinische Fakultät

Kurs Medizinische Psychologie und Soziologie

Hausarbeit

Thema:

Demographische Prozesse in Deutschland und ihre Auswirkungen auf die Medizin

Christian Girbardt, SG 7

Leipzig, 6. Februar 2003

Inhaltsverzeichnis

1 Einleitung

Bevölkerungsdynamik und Bevölkerungsstruktur sind eine grundlegende Rahmenbedingung in der medizinischen Betreuung, da das Arzt-Patient-Verhältnis nicht nur durch den physischen und psychischen Zustand des Erkrankten, sondern auch durch soziale und ökonomische Faktoren geprägt wird. Demographische Betrachtungen erlauben es dabei, Aussagen über den gegenwärtigen Stand der Bevölkerungsstruktur zu treffen und daraus Vorhersagen für künftige Entwicklungen und mögliche Konsequenzen für die Medizin abzuleiten (Wilker et al., 1994). In dieser Arbeit sollen der derzeitige Stand der Bevölkerungsentwicklung in Deutschland und die sich ergebenden Konsequenzen für Patienten, Ärzte und das Gesundheitssystem beschrieben werden.

2 Hauptteil

2. 1 Grundlagen

2. 1. 1 Definition

Das Wort „Demographie" kommt von dem griechischen Wort für „Volk", demos. Man versteht darunter die Lehre von der Beschreibung und Erklärung von Bevölkerungserscheinungen unter Zuhilfenahme von statistischen Methoden und mathematischen Modellen. Ein wesentliches Ziel der Demographie ist es, basierend auf Prozessen in der Vergangenheit und den gegenwärtigen Verhältnissen Vorhersagen über zukünftige Bevölkerungsentwicklungen zu treffen (Siegrist, 1995).

2. 1. 2 Demographische Größen

Prinzipiell gibt es drei Faktoren, die die Größe einer Bevölkerung beeinflussen können (Siegrist, 1995):

- Geburtenhäufigkeit
- Sterblichkeit
- Wanderungen und Migration

Eine allgemein bekannte und anschauliche graphische Darstellung der prozentualen oder absoluten Verteilung von Alter und Geschlecht innerhalb der Bevölkerung ist die sogenannte Alters- oder Bevölkerungspyramide. Jede Altersstufe wird als Balken aufgetragen, links die männlichen, rechts die weiblichen Einwohner. Man kann nun in Abhängigkeit von der

Bevölkerungsstruktur verschiedene Grundtypen von Bevölkerungspyramiden unterscheiden: Eine stabile Bevölkerung, bei der sich Geburten und Sterbefälle die Waage halten, ist gekennzeichnet durch die sogenannte Glockenform. Überwiegen die Geburten, so zeigt sich eine nach oben hin kontinuierliche Verjüngung. Diese Form wird als „Dreieck" (Lang / Faller, 1998, S. 337) oder „Pyramide" (Siegrist, 1995, S. 30) bezeichnet. Sie tritt besonders häufig in Entwicklungsländern auf. Für Industrieländer ist dagegen eine „pilzförmige" (Rau / Pauli, 1995, S. 176) Bevölkerungspyramide charakteristisch. Sie wird auch als „Urne" (Siegrist, 1995, S. 31) bezeichnet, was nicht nur auf die Form hinweist, sondern gleichzeitig auf sehr anschauliche Weise ihr wesentliches Merkmal zum Ausdruck bringt: Abnehmende Geburtenzahlen bei einem hohen Anteil an älteren Bevölkerungsschichten. Wichtig ist in diesem Zusammenhang der Begriff des demographischen Alterns. Darunter versteht man die in praktisch allen Industrieländern zu beobachtende Zunahme des Durchschnittsalters einer Bevölkerung (Rau / Pauli, 1995).

Eine weitere Größe zur Beschreibung der Entwicklung einer Bevölkerung ist die zusammengefasste Geburtenziffer. Sie basiert auf einer Gruppe von 1000 Frauen als Bezugsgröße und besagt, wie viele Kinder diese im Laufe ihres Lebens zur Welt bringen. Um eine konstante Bevölkerungszahl aufrechtzuerhalten, müsste die zusammengefasste Geburtenziffer etwa 2100 betragen. (Statistisches Bundesamt, 2000). Dieser Sachverhalt wird auch sehr anschaulich durch die Nettoreproduktionsziffer dargestellt. Mit ihr wird ausgedrückt, wie viele Mädchen eine Frau im Laufe ihres Lebens bekommt. Da jedoch nicht jede Frau ins gebärfähige Alter kommt bzw. die Geburt überlebt, wird die Müttersterblichkeit mit einbezogen. Anders ausgedrückt gibt die Nettoreproduktionsziffer an, in welchem Umfang eine bestimmte Anzahl Frauen durch ihre Töchter zahlenmäßig ersetzt wird. Eine Nettoreproduktionsziffer von eins bedeutet dabei, dass die Bevölkerung gleich groß bleibt: Jede Frau bekommt durchschnittlich ein Mädchen, welches später wieder ein Mädchen zur Welt bringt, usw. (Müller, 1993; Siegrist, 1995).

Die Wanderungsintensität einer Bevölkerung kann mit der Mobilitätsziffer erfasst werden, bei der die wandernde Bevölkerung in Relation zur Gesamtbevölkerung gesetzt wird. Häufig wird auch der Wanderungssaldo für ein bestimmtes Jahr angegeben. Positive Wanderungssalden bedeuten, dass mehr Menschen ein- als ausgewandert sind, negative Wanderungssalden besagen das Gegenteil (Wilker et al., 1994; Statistisches Bundesamt, 2000).

2. 2 Die demographische Situation in Deutschland

2. 2. 1 Größe und Zusammensetzung der Bevölkerung

In Deutschland leben zurzeit (3. Quartal 2002) ca. 82,5 Millionen Menschen. Davon sind etwa 7,3 Millionen ausländischer Herkunft. Den weitaus größten Anteil der Ausländer stellen mit knapp 2 Millionen Menschen die Türken. Die zweithäufigste Gruppe von Ausländern sind die Jugoslawen, gefolgt von Italienern und Griechen.

Etwa 14 Millionen Einwohner der gesamten Bevölkerung Deutschlands sind über 65 Jahre alt. Die derzeitige Lebenserwartung für Neugeborene liegt für die weibliche Bevölkerung bei 80,8 Jahren, für die männliche Bevölkerung bei 74,8 Jahren.

(Statistisches Bundesamt, 2003)

2. 2. 2 Geburtenhäufigkeit

„Vergleicht man die Alterspyramide der Bundesrepublik mit den obigen Typen, dann zeigt sich, dass diese sich immer mehr der Form eines Pilzes annähern dürfte." (Wilker et al., 1994, S. 302). Wie oben ausgeführt bedeutet dies, dass die Geburten zurückgehen bzw. auf einem konstant niedrigen Niveau bleiben, während der prozentuale Anteil der Alten ansteigt. Die zusammengefasste Geburtenziffer bewegt sich seit dem Ende des „Babybooms" in den 60er Jahren auf einem konstant niedrigen Niveau und beträgt zurzeit etwa 1400, wobei sie in den Neuen Bundesländern noch etwas niedriger ist als im alten Bundesgebiet. Die derzeitige Nettoreproduktionsziffer für Deutschland liegt etwa bei 0,63, das bedeutet, es werden weit weniger Kinder geboren, als dies zur langfristigen Aufrechterhaltung der Bevölkerungszahl notwendig wäre (Wilker et al. 1994; Statistisches Bundesamt, 2000).

Fragt man nach den Gründen für diese Entwicklung, so ist an erster Stelle der im Vergleich zu früher verbesserte Status der Frau zu nennen. Viele Frauen sind berufstätig und bringen in ihrem Leben sowohl den Kinderwunsch als auch ihr Streben nach Unabhängigkeit und einem eigenen Beruf zum Einklang. Dies funktioniert aber nur bei entsprechend rationaler Familienplanung, und so ist heute ein allgemeiner Trend zur Kleinfamilie erkennbar (Lang / Faller, 1998). Möglich wurde ein derart rationaler Umgang mit Familienplanung erst seit Erfindung der Pille. Man spricht daher bei dem rapiden Abfall der Geburtenzahlen Ende der 60er Jahre auch vom „Pillenknick". Der Rückgang der Geburten kann allerdings nicht nur mit dem erhöhten Status der Frau erklärt werden. Auch ökonomische Zwänge gehen in der eher kinderfeindlichen Welt von heute in die Überlegungen bei der Familienplanung mit ein. Viele Arbeitsplätze sind unsicherer als früher, und somit bedeutet ein Kind immer auch ein unkalkulierbares wirtschaftliches Risiko (Siegrist, 1995).

2. 2. 3 Sterblichkeit

Ein allgemeiner Trend in Industrieländern ist ein Rückgang der Sterblichkeit, und diese Entwicklung ist auch in Deutschland zu beobachten. Eng mit der Sterblichkeit verknüpft ist die Lebenserwartung, die definiert ist als die Anzahl Lebensjahre, die ein Neugeborenes zu erwarten hat (Müller, 1993). Seit Anfang des 20. Jahrhunderts ist ein deutlicher Anstieg der Lebenserwartung in Deutschland zu beobachten. Die Zuwachsrate verlangsamt sich zwar zusehends, Schätzungen besagen aber, dass trotzdem die Lebenserwartung bis zum Jahre 2050 noch auf 78,1 Jahre für Männer und 84,5 Jahre für Frauen ansteigen wird (Statistisches Bundesamt, 2000). Erstaunlicherweise ist dieser Anstieg der Lebenserwartung in erster Linie einer stark gesunkenen und noch immer weiter sinkenden Säuglingssterblichkeit zu verdanken. Natürlich spielen aber auch die verbesserten Lebensumstände sowie die medizinischen Fortschritte in Vorsorge, Therapie und Heilung für die erwachsene Bevölkerung eine Rolle. So hat beispielsweise eine heute in Deutschland lebende 60jährige Frau eine weitere durchschnittliche Lebenserwartung von 23 gegenüber 14 Jahren vor hundert Jahren (Lang / Faller, 1998; Statistisches Bundesamt 2000).

Die gesunkene Geburtenhäufigkeit und die erhöhte Lebenserwartung tragen nun gemeinsam zum ausgeprägten demographischen Altern der Bundesrepublik Deutschland bei (Siegrist, 1995). Deutschland steht in dieser Hinsicht nicht alleine da, vielmehr scheint in allen Industrieländern der Modernisierungsprozess „[...] um den Preis einer Schrumpfung und tendenziellen ‚Überalterung‘ der Gesellschaft [...]“ (Siegrist, 1995, S.53) zu erfolgen.

2. 2. 4 Wanderung und Migration

Für die Betrachtung der Wanderungsbewegungen von und nach Deutschland muss zunächst zwischen Binnenwanderung (d. h. Wanderungen innerhalb Deutschlands) und Außenwande-rung (Ein- und Auswanderungen) unterschieden werden. Bei der Binnenwanderung bleibt dabei die Gesamtbevölkerung gleich groß, außerdem verändert sich die Zusammensetzung der Bevölkerung nicht. Die Außenwanderung stellt für Deutschland einen nicht unerheblichen Faktor dar, der auf Dauer gesehen die Bevölkerungsstruktur grundlegend ändern könnte. Entgegen weit verbreiteter Ansicht sind die Wanderungssalden in Deutschland zwar keineswegs immer positiv, das heißt es gibt Jahre, in denen die fortziehende Bevölkerung die einwandernde zahlenmäßig übertrifft. In der Tat überwiegt aber über lange Zeiträume hinweg die Einwanderung, so dass der prozentuale Anteil der ausländischen Bevölkerung steigt. Auf Dauer kann sich somit – insbesondere im Hinblick auf das oben beschriebene demographische Altern – eine stark veränderte Zusammensetzung der Bevölkerung ergeben:

Wenn einerseits Migranten nach Deutschland einwandern, andererseits die Zahl der Deutschen zurückgeht, so steigt der Prozentsatz der ausländischen Bevölkerung überproportional an. Zur Konstanthaltung der Bevölkerungszahl reichen die derzeitigen Zuwanderungsraten bei Weitem nicht aus, zumindest ein gewisser Anteil der Bevölkerung könnte langfristig aber durchaus durch Ausländer „ersetzt" werden. Im Gegensatz zu Geburtenhäufigkeit und Sterblichkeit ist die weitere Entwicklung von Wanderungen allerdings schwer vorherzusagen, da sie von einer Reihe unkalkulierbarer Einflussgrößen abhängt (Statistisches Bundesamt, 2000). Zu nennen wären hier Faktoren wie Bürgerkriege, Hungersnöte oder wirtschaftliche Krisen, die alle schwer abzuschätzen, geschweige denn von Deutschland aus zu beeinflussen wären (Wilker et al., 1994).

2. 3 Konsequenzen für die Medizin

2. 3. 1 Verändertes Krankheitsspektrum

Durch die demographische Situation ist es bereits zu einer Verlagerung des Krankheits-spektrums gekommen, und diese Entwicklung wird sich auch in Zukunft noch weiter fortsetzen. Der wachsende Altenanteil bedingt Veränderungen in der Häufigkeit und der Art von Krankheiten. Es ist erwiesen, dass ältere Menschen generell häufiger krank werden als jüngere. Was die Art der Krankheiten betrifft, so handelt es sich vor allem um chronisch-degenerative und systemische Erkrankungen wie Herz-Kreislauf-Störungen und Krebs. Gemeinsam machen Herzinfarkt, Schlaganfall und bösartige Tumoren bereits heute zwei Drittel der Todesursachen aus (Lang / Faller, 1998; Rau / Pauli, 1995). Insbesondere der hohe Anteil an chronisch Kranken und Multimorbiden, d. h. an Patienten, die an mehrere Krankheiten gleichzeitig leiden, stellt dabei für die Medizin neue Herausforderungen dar. Die chronischen Krankheiten „erfordern eine langfristige Anpassung des Individuums an einen dauerhaft veränderten Zustand." (Lang / Faller, 1998, S. 342). Hier ist vor allem die Rehabilitation als Hilfe zur Bewältigung der Krankheit gefragt. Diesem Bereich der Medizin wird daher künftig eine gesteigerte Bedeutung zukommen (Lang / Faller, 1998).

Ein weiterer Grund für das veränderte Krankheitsspektrum ist, dass bestimmte Krankheiten – wie z. B. Demenz – erst ab einem gewissen Alter auftauchen, so dass sich bei einem höheren Anteil alter Menschen auch der Anteil derartiger Krankheiten erhöht (Lang / Faller, 1998).

Ein eher gesellschaftliches Problem, das aber durchaus auch in Bereiche der Medizin hineingreift, ist die soziale Isolation älterer Menschen, die vor allem nach dem Tod des Ehepartners zu beobachten ist (Siegrist, 1995).

Auch Wanderung und Migration haben einen Einfluss auf das Krankheitsspektrum. Wie oben erwähnt, machen die Türken die größte Gruppe an Ausländern innerhalb Deutschlands aus.

Beim Vergleich türkischer Bevölkerungsgruppen mit deutschen Vergleichsgruppen wurde festgestellt, dass gesundheitsschädigende Verhaltensweisen wie Rauchen und zu kalorienreiche Ernährung bei Türken häufiger anzutreffen sind. Dies ist der Hintergrund für die erhöhten und gegenüber der deutschen Population deutlich früher auftretenden chronischen Erkrankungen. Insbesondere Herz-Kreislauf-Erkrankungen treten bei türkischen Migranten im Schnitt zehn Jahre früher als bei Deutschen auf (Burchard, 1998).

2. 3. 2 Konsequenzen für das Arzt-Patient-Verhältnis

Für Ärzte, die ja ganz unmittelbar von den beschriebenen Veränderungen des Krankheitsspektrums betroffen sind, sowie für alle, die mittelbar oder unmittelbar mit dem Gesundheitssystem beruflich zu tun haben, bedeuten die tiefgreifenden demographischen Veränderungen einen teilweisen Wandel ihres Leitbildes. Der Arzt wird sein Spektrum mehr von der kurativen auf die palliative Medizin verlagern müssen; die Gerontologie als eigenes Teilgebiet der Medizin gewinnt zunehmend an Bedeutung. Auch bei den Themen Tod und Sterben ist ein Umdenken von Seiten der Ärzte und des Pflegepersonals von Bedeutung: Mehr Alte bedeuten auch mehr Todesfälle – verbunden mit der gleichzeitigen Entwicklung, dass mehr Menschen als früher in Krankenhäusern sterben, ergibt sich ein erhöhter Bedarf an entsprechend geschultem Personal (Deimling, 1998).

Konsequenzen ganz anderer Art müssen Ärzte in Bezug auf Wanderung und Migration vor Augen haben. Zunächst besteht das Problem der Sprache. Die Schwierigkeit, dass ein Arzt weiß, was bei einem bestimmten Patienten zu tun wäre, es aber aufgrund von Sprachbarrieren nicht im ausreichenden Maße vermitteln kann, scheint in vielen Krankenhäusern bis jetzt nur unzureichend gelöst. Mindestens genauso wichtig für die Ärzte ist es dabei auch, sich über die unterschiedlichen Kulturkreise im Klaren zu sein und immer zu bedenken, dass in anderen Kulturen beispielsweise die Stellung des Arztes eine völlig andere ist als in Mitteleuropa. Ein interessantes Ergebnis fördert die Betrachtung der Häufigkeit zutage, mit der Ärzte von der ausländischen Bevölkerung aufgesucht werden: Jüngere Migranten konsultieren seltener einen Arzt als gleichaltrige Deutsche. Besonders deutlich wird dies bei Schwangerschaftsberatungen und Vorsorgeuntersuchungen. Im Gegensatz dazu frequentieren ältere Migranten den Arzt wesentlich häufiger als Deutsche. Dies wird mit der Tatsache erklärt, dass prozentual erheblich mehr Ausländer in Berufsbereichen mit starker körperlicher Belastung arbeiten als Deutsche (Burchard, 1998).

7

Besonders viel Einfühlungsvermögen von Seiten des Arztes ist bei Flüchtlingen gefragt. Spezielle Schulung und viel Erfahrung ist nötig, um mit den Erfahrungen, die diese Menschen gemacht haben, umzugehen. Dies trifft in besonderem Maße auf die Kinder zu. Ihnen fehlt zum Beispiel oft das Verständnis für die Zusammenhänge eines Krieges, so dass sie sich ihr eigenes Erklärungsmuster schaffen in der Art: „Die anderen Menschen sind deshalb so böse, weil ich nicht lieb zu meinen Eltern war." Ärzte und Pflegepersonal müssen lernen, wie sie auch zu solchen Kindern Zugang zu bekommen, die durch traumatische Erlebnisse ihr Vertrauen in andere Menschen verloren haben (Kiesel, 1994).

2. 3. 3 Auswirkungen auf das Gesundheitssystem

Für alle sozialen Sicherungssysteme, und somit auch für das Gesundheitssystem, ist der sogenannte Altenquotient von großer Bedeutung. Darunter versteht man den Anteil der Rentner im Verhältnis zur arbeitenden Bevölkerung. Heute liegt er bei 40, d. h. 40 Rentner kommen auf 100 Erwerbstätige. Bis zum Jahre 2050 wird der Altenquotient jedoch auf etwa 80 angestiegen sein (Statistisches Bundesamt, 2000). Statistische Erhebungen zeigen, dass ältere Menschen einen höheren Arzneimittelverbrauch haben als der Bevölkerungsdurchschnitt (Deimling, 1998). Jahr für Jahr werden für ältere Menschen mehr Ausgaben für die Gesundheit getätigt. Da gleichzeitig der Ausgabenanteil für die jungen Menschen relativ konstant bleibt, führt dies unweigerlich zu großen finanziellen Problemen (Fickel, 1995).

Darüber hinaus ist ein langfristiger personeller Notstand zu befürchten. Den immer mehr alten Menschen stehen zu wenig Ärzte und Pflegepersonal gegenüber. Bereits heute spricht man vom „Pflegenotstand" und bei den gegenwärtig abnehmenden Zahlen an denjenigen Medizinstudenten, die nach Abschluss der Ausbildung auch tatsächlich den Arztberuf ergreifen, ist eine ähnliche Situation in wenigen Jahren für die Ärzteschaft zu erwarten.

Die Situation ist dabei zum Teil von der Medizin selbst mit verursacht. Sehr viele Krankheiten können nämlich inzwischen therapiert, nicht jedoch wirklich geheilt werden. Somit gibt es viele Krankheiten, an denen die Betroffenen früher gestorben wären, bei denen heute aber durch die verbesserten medizinischen Möglichkeiten Aussicht auf eine verlängerte Lebenszeit für den Einzelnen besteht. Dies erklärt die große Anzahl an chronisch Kranken, die heute den größten Krankenanteil überhaupt stellen (Statistisches Bundesamt, 2003). Es entsteht die paradoxe Situation, dass gute Medizin immer noch mehr Kranke erzeugt, ein Phänomen, dass man auch als die „Fortschrittsfalle" der modernen Medizin bezeichnet hat (Krämer, 1989).

3 Resümee

Die gegenwärtige Bevölkerungsentwicklung in Deutschland ist einerseits gekennzeichnet durch das demographische Altern, andererseits durch den zumindest auf lange Zeit immer weiter ansteigenden Anteil an Ausländern. Beide Entwicklungen haben ein verändertes Krankheitsspektrum zur Folge und bringen vor allem auch neue Anforderungen für Ärzte und Pflegepersonal mit sich. Sicherlich gibt es kein Patentrezept für die Schwierigkeiten, die aus dem zunehmenden Anteil an ausländischen Patienten erwachsen. Zumindest sollte beim Arzt das Wissen um die unterschiedlichen Kulturkreise mit ihren sehr verschiedenen Wertvorstellungen bezüglich der Medizin vorhanden sein, sowie natürlich - wie auch ansonsten in diesem Beruf - die emotionale Kompetenz, um in einer gegebenen Situation trotz sprachlicher und kultureller Barrieren das Bestmögliche für den Patienten zu erreichen. Was die zunehmende Alterung der Gesellschaft anbelangt, so bedeutet meiner Ansicht nach vor allem die höhere Zahl an chronisch Kranken, dass nach und nach ein partielles Umdenken in der Medizin unabdingbar sein wird: Der Arzt muss damit zurechtkommen, dass nicht prinzipiell jede Krankheit heilbar ist. Vielmehr geht es verstärkt um Linderung von Schmerzen, Abmilderung von Krankheitsfolgen und generell eine stärkere Orientierung am subjektiven Gesundheitsempfinden des Patienten. Nur so kann auch in einer demographisch stark veränderten Gesellschaft der Arzt der Zukunft seiner Rolle im vollen Ausmaß gerecht werden.

4 Literaturverzeichnis

Burchard, G.-D. (Hrsg.) & Bienzle, U. (1998). *Erkrankungen bei Immigranten: Diagnostik, Therapie, Begutachtung.* Stuttgart: G. Fischer

Deimling, G. (1998). *Altern und Sozialstruktur.* Wuppertal: Deimling

Fickel, N. (1995). *Auswirkungen der Bevölkerungsentwicklung in der Bundesrepublik Deutschland auf die Ausgaben für Gesundheit.* Frankfurt am Main: Lang

Krämer, W. (1989). *Die Krankheit des Gesundheitswesens: Die Fortschrittsfalle der modernen Medizin.* Frankfurt am Main: S. Fischer

Lang, H. & Faller, H. (1998). *Medizinische Psychologie und Soziologie.* Berlin: Springer

Müller, U. (1993). *Bevölkerungsstatistik und Bevölkerungsdynamik.* Berlin: de Gruyter

Rau, H & Pauli, P. (1995). *Medizinische Psychologie / Medizinische Soziologie systematisch.* Lorch: UNI-MED

Siegrist, J. (1995). *Medizinische Soziologie.* 5. Auflage. München: Urban und Schwarzenberg

Statistisches Bundesamt (2000). *Bevölkerungsentwicklung Deutschlands bis 2050.*

Wilker, F.-W.; Bischoff, C. & Novak, P. (Hrsg.) (1994). *Medizinische Psychologie und Medizinische Soziologie.* 2. Auflage. München: Urban und Schwarzenberg

www.destatis.de – Webseite des Statistischen Bundesamtes